新型冠状病毒感染的肺炎

预防手册

浙江省疾病预防控制中心　编　写

U0343897

浙江教育出版社·杭州

编 委 会

主　　编：夏时畅　俞　敏

副 主 编：徐锦杭　陆　烨　徐水洋

参编人员：吴　超　闫晓彤　任少凡　赖瑞丹

　　　　　谢　军　陈曦凡　许　燕　徐　越

前　言

　　2020年1月，湖北省武汉市多个地区发生新型冠状病毒感染的肺炎疫情。疫情发生后，党中央、国务院高度重视。中共中央总书记、国家主席、中央军委主席习近平作出重要指示：各级党委和政府及有关部门要把人民群众生命安全和身体健康放在第一位，制定周密方案，组织各方力量开展防控，采取切实有效措施，坚决遏制疫情蔓延势头。要全力救治患者，尽快查明病毒感染和传播原因，加强病例监测，规范处置流程。要及时发布疫情信息，深化国际合作。要加强舆论引导，加强有关政策措施宣传解读工作，坚决维护社会大局稳定，确保人民群众度过一个安定祥和的新春佳节。

　　此次疫情发生期间正值春运，人员流动大、范围广，疫情防控工作面临严峻挑战。打赢这场看不见硝烟的战争，必须动员更多人争分夺秒，"与病毒赛跑"。为此，浙江省疾病预防控制中心、浙江教育出版社彰显使命担当，服务大局，服务社会，服务大众，连夜组织专家编写《新型冠状病毒感染的肺炎预防手册》，大力普及疫情防控科学知识，及时发声指导。

本书主要分为基础篇、诊疗篇、预防篇、常见问题篇及附录，以图文并茂、通俗易懂的方式，指导个人防护，降低传播风险。希望广大群众通过学习，掌握一些与病毒相关的科学知识，少出门，不聚会，戴口罩，勤洗手，用积极的态度、科学的措施防护自己、保护他人，打一场疫情防控的人民战争。

"早已森严壁垒，更加众志成城。"疫情就是命令，防控就是责任。只要坚定信心、同舟共济、全民动员、群防群控，我们一定能打赢这场疫情防控阻击战。

由于时间仓促，难免会有疏漏，敬请不吝斧正。

编　者

2020 年 1 月

目　录

第一章　基础篇

一、什么是新型冠状病毒

冠状病毒是自然界广泛存在的一类病毒，因该病毒形态在电子显微镜下观察类似王冠而得名。冠状病毒是一个大型病毒家族，除此次新发现的冠状病毒外，已知会感染人的冠状病毒有 6 种：其中 4 种在人群中较为常见，但致病性较低，一般仅引起类似普通感冒的轻微呼吸道症状；另外两种是我们熟知的严重急性呼吸综合征（SARS）冠状病毒和中东呼吸综合征（MERS）冠状病毒，可分别引起严重急性呼吸综合征和中东呼吸综合征等较严重疾病。

此次在我国武汉发现的新型冠状病毒是以前从未在人体中发现的冠状病毒新毒株。2020 年 1 月 12 日，世界卫生组织正式将造成武汉肺炎疫情的新型冠状病毒命名为 "2019 新型冠状病毒（2019–nCoV）"。

冠状病毒对热敏感，56℃加热 30 分钟、乙醚、75% 的乙醇、含氯消毒剂、过氧乙酸和氯仿等脂溶剂均可有效灭活病毒，但氯己定不能有效灭活病毒。

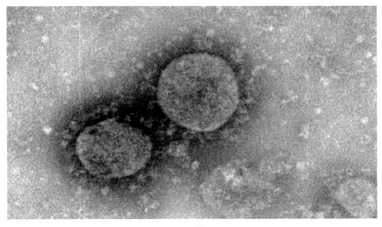

新型冠状病毒武汉株

二、新型冠状病毒和 SARS 冠状病毒有何不同

此次发现的新型冠状病毒与 SARS 冠状病毒虽同属于冠状病毒这一大家族，但基因进化分析显示，它们分属于不同的亚群分支，病毒基因序列有差异。

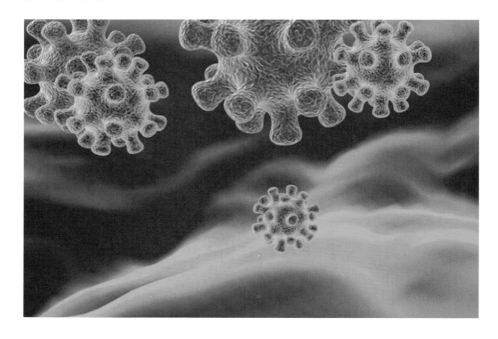

第二节 新型冠状病毒的传播

一、新型冠状病毒的来源

很多野生动物都可能携带病原体，成为某些传染病的传播媒介，果子狸、蝙蝠、竹鼠、獾等都是冠状病毒的常见宿主。

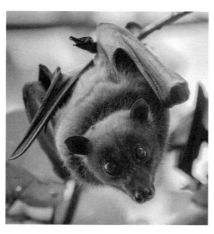 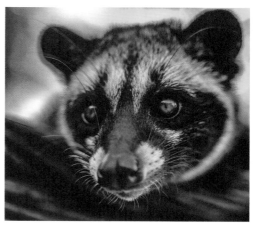

此次新型冠状病毒感染的肺炎疫情源自武汉。疫情发生后，专家在武汉华南海鲜市场非法销售野生动物的摊位分离到了新型冠状病毒，确定新型冠状病毒来源于武汉华南海鲜市场的野生动物。

二、新型冠状病毒的传播途径

目前所见传染源主要是新型冠状病毒感染的肺炎患者。新型冠状病毒主要通过飞沫传播和接触传播。

飞沫传播：病人或病原携带者在呼气、打喷嚏或咳嗽时，病毒经口鼻排出，易感者吸入后可引起感染。

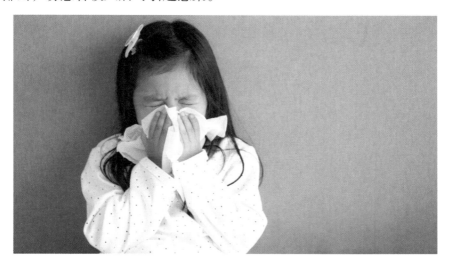

接触传播：直接或间接接触携带病毒的分泌物、血液、体液或排泄物以及被病毒污染的物品时，有可能造成感染。

三、新型冠状病毒的社区传播

现阶段已出现人传人现象，存在一定程度的社区传播。目前已发现无症状的隐性感染者。

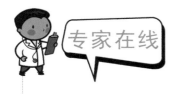

专家在线

哪些人群容易感染新型冠状病毒？

人群对新型冠状病毒普遍缺乏免疫力，该病毒具有人群易感性。

老年人及有基础疾病者感染后病情较重，儿童及婴幼儿也有发病。

第二章 诊疗篇

第一节 感染新型冠状病毒的临床表现

一、感染新型冠状病毒有哪些主要症状

患者的主要临床症状为发热、乏力、干咳。少数患者伴有鼻塞、流涕、腹泻等症状。重症病例多在一周后出现呼吸困难，严重者发展为急性呼吸窘迫综合征、脓毒症休克、难以纠正的代谢性酸中毒和凝血功能障碍。值得注意的是，在重型、危重型患者病程中可出现中低热症状，甚至无明显发热症状。

部分患者仅表现为低烧、轻微乏力等，无肺炎症状，多在1周后恢复。

从目前收治的病例情况看，多数患者预后良好，儿童病例症状相对较轻，少数患者病情危重。死亡病例多见于老年人和有慢性疾病患者。

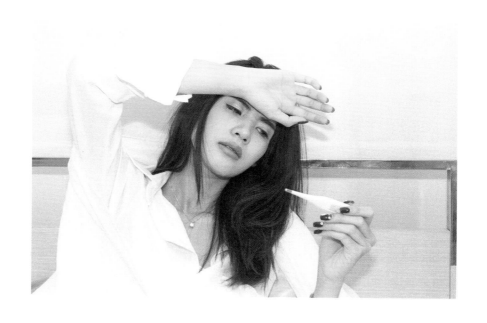

二、实验室如何检测新型冠状病毒

发病早期外周血白细胞总数正常或减低，淋巴细胞计数减少，部分患者肝酶、肌酶和肌红蛋白增高。多数患者 C 反应蛋白（CRP）和血沉升高，降钙素原正常。严重者 D– 二聚体升高、外周血淋巴细胞进行性减少。

在咽拭子、痰、下呼吸道分泌物、血液等标本中可检测出新型冠状病毒核酸。

三、感染新型冠状病毒肺炎的患者胸部影像学检查有何特征

患者早期呈现多发小斑片影及间质改变，以肺外带明显，后逐渐发展为双肺多发磨玻璃影、浸润影，严重者可出现肺实变，胸腔积液少见。

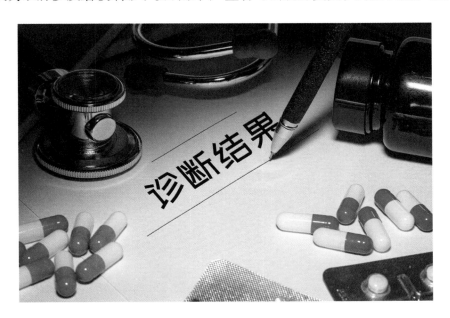

四、如何确诊病例

（一）疑似病例

综合下述流行病学史和临床表现分析。

1. 流行病学史。

（1）发病前 14 天内有武汉地区或其他有本地病例持续传播地区的旅行史或居住史。

（2）发病前 14 天内曾接触过来自武汉市或其他有本地病例持续传播地区的发热或有呼吸道症状的患者。

（3）有聚集性发病或与新型冠状病毒感染者有流行病学关联。

2. 临床表现。

（1）发热。

（2）具有上述肺炎影像学特征。

（3）发病早期白细胞总数正常或降低，或淋巴细胞计数减少。

有流行病学史中的任何一条，同时符合临床表现中任意2条。

（二）确诊病例

疑似病例，具备以下病原学证据之一者：

1.呼吸道标本或血液标本实时荧光RT-PCR检测新型冠状病毒核酸阳性。

2.呼吸道标本或血液标本病毒基因测序，与已知的新型冠状病毒高度同源。

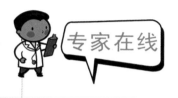

新型冠状病毒感染的肺炎要与哪些疾病鉴别？

主要与流感病毒、副流感病毒、腺病毒、呼吸道合胞病毒、鼻病毒、人偏肺病毒、SARS冠状病毒等其他已知病毒性肺炎鉴别，与肺炎支原体、衣原体肺炎及细菌性肺炎等鉴别。此外，还要与非感染性疾病，如血管炎、皮肌炎和机化性肺炎等鉴别。

第二节　新型冠状病毒的密切接触者

一、什么是密切接触者

与病例（疑似和确诊病例）发病后有如下接触情形之一者：

1.与病例共同居住、学习、工作，或有其他密切接触的人员。

2.诊疗、护理、探视病例的医护人员、家属，或其他与病例有类似近距离接触的人员。

3.与病例乘坐同一交通工具并有近距离接触的人员。

4. 现场调查人员调查后经评估认为符合密切接触者条件的人员。

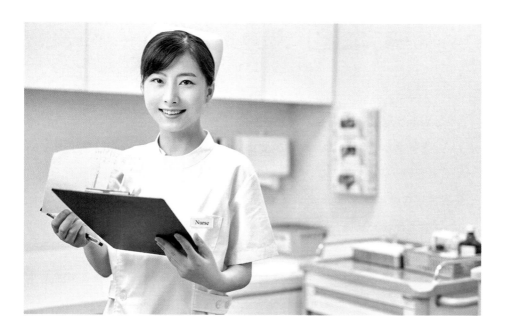

二、为什么密切接触者必须观察 14 天

目前对密切接触者采取较为严格的医学观察等预防性公共卫生措施十分必要，这是一种对公众健康安全负责任的态度，也是国际上通行的做法。根据新型冠状病毒感染的潜伏期，将密切接触者的医学观察期定为 14 天，并对密切接触者进行医学观察。

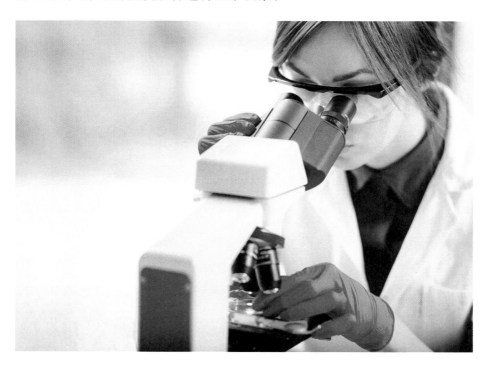

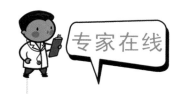

如果接到疾控部门通知，你是一个密切接触者，该怎么办？

（1）按要求进行医学观察。选择单间居住，居室内保持通风，不使用中央空调。使用过的卫生间必须做好清洁和消毒工作。口罩，咳嗽和喷嚏使用过的纸巾要扔进带盖的垃圾桶。

（2）不要外出（包括上班），做好自我身体状况观察，每天早晚各测量体温一次，定期接受医生的随访。

（3）如果出现发热、咳嗽等临床表现，及时向当地疾病预防控制机构报告，在其指导下到指定医疗机构进行排查、诊治。

第三节　就医注意事项

一、出现发热、乏力、干咳等临床表现，是否意味被感染

很多呼吸道疾病都会出现发热、乏力、干咳，是否被新型冠状病毒感染，需要医生根据发病前的活动情况、是否接触过可疑病例、实验室检测结果等信息来综合判断。因此，一旦出现疑似新型冠状病毒感染症状，请做好自身防护并及时就医。

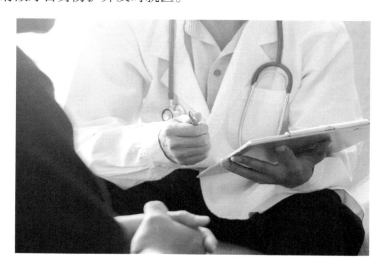

二、哪些情况需要及时就医

如果出现发热、咳嗽、气促等急性呼吸道感染症状，且有武汉旅行史或居住史，或发病前 14 天内曾接触过来自武汉的发热伴呼吸道症状的患者，或出现小范围聚集性发病，应当及时到当地指定医疗机构进行排查、诊治。

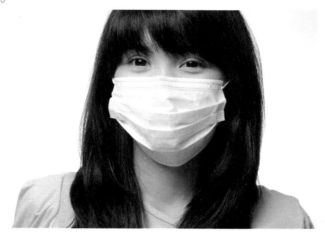

三、就医时需要注意什么

如果出现发热、咳嗽等症状，首先要在第一时间正确地佩戴口罩（如一次性医用外科口罩或医用防护口罩）。如果家里没有口罩，应先待在家里，委托其他人购买口罩后再就医。陪护照顾者和家里其他人员也必须佩戴好口罩。

前往就近的医院发热门诊就诊，选择自行开车或骑车、走路等相对独立的交通方式。避免乘坐地铁、公共汽车等公共交通工具，以免与更多人接触。

诊疗过程中全程佩戴口罩，并如实向医生告知近期的武汉旅行史或居住史、肺炎患者或疑似患者的接触史、动物接触史等。

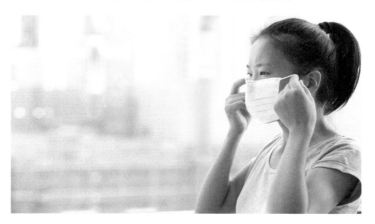

第三章 预防篇

第一节 预防新型冠状病毒感染

1. 避免聚会。不去疫情高发区。减少外出，避免去人群密集场所。

2. 常戴口罩。外出时须戴口罩，可使用一次性医用外科口罩或一次性医用防护口罩，口罩湿了应及时更换。

3. 勤洗手。外出回家、饭前便后、护理病人、抚触动物后要用肥皂（洗手液）和流水彻底洗手。如无洗手设施，可用纸巾擦拭明显污物后，用免洗洗手液或消毒湿巾等清洁用品代替，回家后尽快洗手。

4. 不碰野味。不要接触和食用野生动物，避免与牲畜接触。处理生食和熟食的切菜板、刀具和存放用具要分开，处理生食和熟食之间要洗手。食物煮熟煮透，尤其是肉类、蛋类要彻底煮熟后再食用。

5. 保持良好习惯。不随地吐痰，咳嗽和打喷嚏时使用纸巾或屈肘遮掩口鼻。

6. 开窗通风。保持环境整洁，室内勤通风，每日至少开窗通风 2 次。

7. 增强免疫力。合理膳食，适量运动，心理平衡，保持健康的生活方式。

8. 科学就医。如有发热、呼吸道感染症状，请及时到当地医疗机构发热门诊就诊，并戴好口罩。

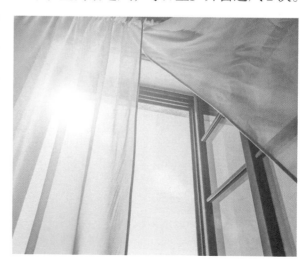

第二节 做好个人防护

一、什么情况下需要戴口罩

戴口罩是阻断呼吸道分泌物传播的有效手段。

1. 去医院看病、探望病人，尤其是去医院的发热门诊或呼吸科就诊时，应该戴上口罩。

2. 在呼吸道传染病高发季节，乘坐公共交通工具时；去人群密集场所，如超市、商场、影院等地，需要在相对密闭的或人多的空间中停留较长时间时；同一学习、工作区域内有人感冒时，与患者或疑似患者近距离接触时，建议戴口罩。

3. 为防止将疾病传染给他人，当出现发热、咳嗽、流涕等呼吸道疾病症状时，应及时戴口罩。

二、如何选择口罩

口罩有很多种类型，如工业用和医用等。目前常见的口罩主要有 4 类：

1. 普通脱脂纱布口罩，无法起到预防感染的目的，不建议使用。

2. 一次性医用口罩。

3. 一次性医用外科口罩。这种口罩由 3 层结构组成：外层阻水，防止飞沫进入口罩里面；中层过滤颗粒；内层能吸湿。

4. 一次性医用防护口罩，即我们通常说的 N95 口罩，过滤效果要求达到 95%,同时还具备表面抗湿性、合成血阻断性等。

居民日常防护可使用医用外科口罩。购买时要注意，应当选择外包装上明确注明"医用外科口罩"字样的口罩。

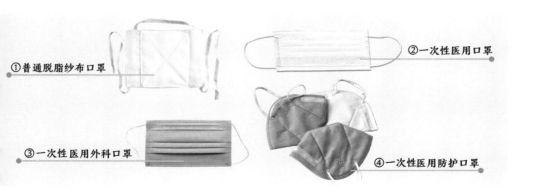

①普通脱脂纱布口罩　②一次性医用口罩　③一次性医用外科口罩　④一次性医用防护口罩

三、如何正确戴口罩

戴口罩前应洗手。在戴口罩的过程中避免手接触到口罩内侧面，减少口罩被污染的可能。

分清楚口罩的内外、上下：浅色面为内层，应该贴着嘴鼻，深色面朝外；金属条（鼻夹）一端是口罩的上方。不可戴反，更不能两面轮流戴。口罩湿了要及时更换，所佩戴口罩尽量不超过四小时。

（一）一次性医用口罩和一次性医用外科口罩佩戴方法

1.将折面完全展开，注意动作轻柔。

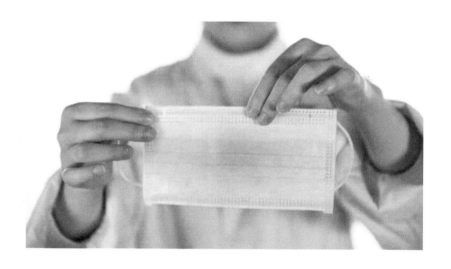

2.将口罩罩住鼻、口及下巴。如果为系带式，口罩上方带系于头顶中部，下方带系于颈后；如果为挂耳式，直接挂于耳际。

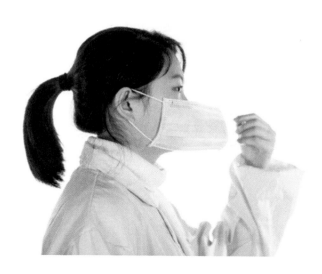

3. 将指尖放在鼻夹上，根据鼻梁形状调整鼻夹。

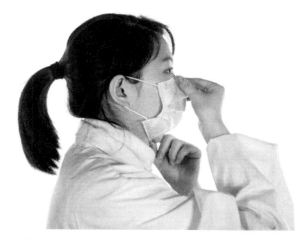

4. 检查口罩边缘是否与面部贴合。

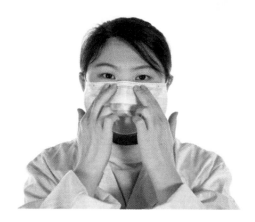

（二）一次性医用防护口罩佩戴方法

1. 一手托住防护口罩，有鼻夹的一面向外。将防护口罩罩住鼻、口及下巴，鼻夹部位向上紧贴面部。

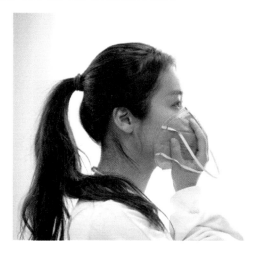

2. 用另一只手将下方系带拉过头顶，放在颈后双耳下。

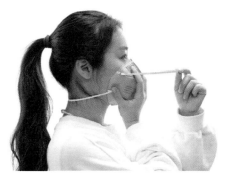

3. 再将上方系带拉至头顶中部。

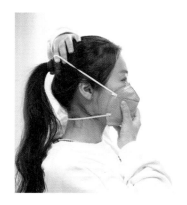

4. 将双手指尖放在金属鼻夹上，从中间位置开始，用手指向内按鼻夹，并分别向两侧移动和按压，根据鼻梁的形状调整鼻夹。

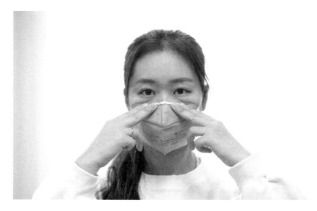

（三）摘下口罩的方法

1. 不要接触口罩外面（污染面）。

2. 先解开下面的系带，再解开上面的系带；用手指捏住口罩的系带，丢至医疗废物容器内。

3. 摘掉口罩后应洗手。

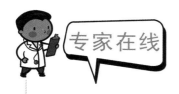

如何处理使用后的口罩?

1. 在医疗机构使用后的口罩。目前，医疗机构将使用过的一次性医用口罩作为"医疗废物"管理，所以如在医疗机构场所内丢弃口罩时必须投进黄色的垃圾箱（袋）内。

2. 居民日常使用后的口罩。根据谨慎原则，从最大限度保护公众的生命和健康角度出发，建议把用过的一次性口罩单独放在塑料袋等密封袋里，然后把密封袋投放到"其他垃圾"桶里。建议环卫部门加强对现阶段生活垃圾的消毒频次。

3. 居家观察或集中隔离的群众使用后的口罩。在就诊或接受调查处置时，可以将使用过的口罩放置于密封袋中交给相关工作人员，由工作人员代为处理。

第三节 良好卫生习惯

一、正确洗手

准备食物、餐前便后、外出回家、接触垃圾、抚摸动物、照顾病患等情况下，必须及时洗手。

洗手时，要注意用流动的清水和肥皂（洗手液）洗手，整个过程持续 30 秒，搓揉时间不少于 15 秒。

可使用七步洗手法。

第一步：搓掌心。掌心相对，手指并拢，相互揉搓。

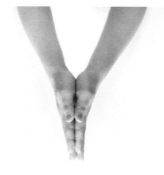

第二步：搓手背。手心对手背，沿指缝相互揉搓，交换进行。

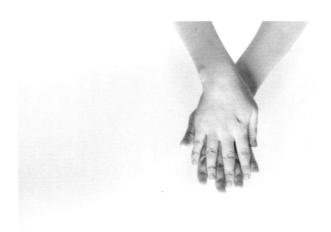

第三步：清指缝。掌心相对，双手交叉，沿指缝相互揉搓。

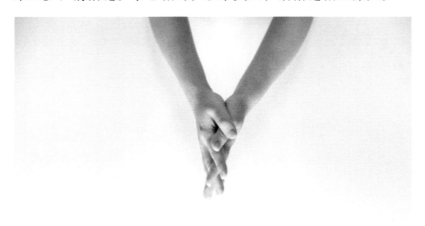

第四步：洗指腹。双手成弓形，彻底清洗指腹。

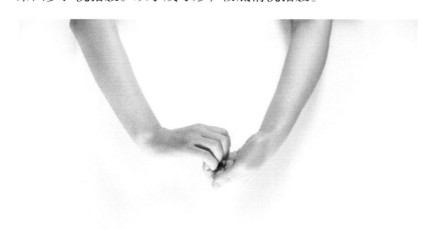

第五步：洗拇指。一只手握住另一只手的拇指搓洗。

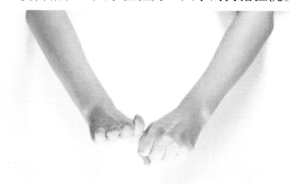

第六步：洗指尖。指尖摩擦另一只手的掌心。

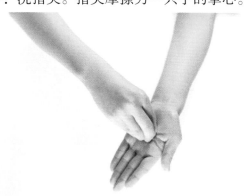

第七步：洗手腕。一只手握住另一只手的手腕转动搓洗。

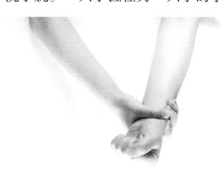

如无洗手设施时，可用纸巾擦拭明显污物后，用免洗洗手液或消毒湿巾等清洁用品代替，回家后尽快洗手。

二、咳嗽和喷嚏礼仪

1.咳嗽或打喷嚏时，尽量避开人群，用纸巾或手帕捂住口鼻，避免用双手遮盖口鼻。

2.如果临时找不到手帕或纸巾，可用衣袖内侧来代替手捂住口鼻。弯曲手肘后，再遮盖口鼻。

3.使用后的纸巾要丢到垃圾桶里。

4.咳嗽或打喷嚏后，要立即清洗双手或使用免洗消毒液对手消毒。

5.日常说话时音量不要过高，避免"唾沫横飞"。

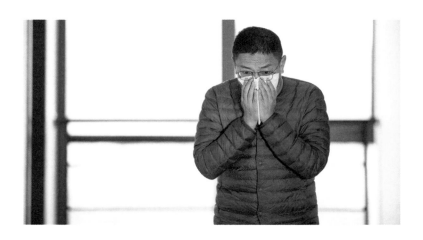

正确示范 1

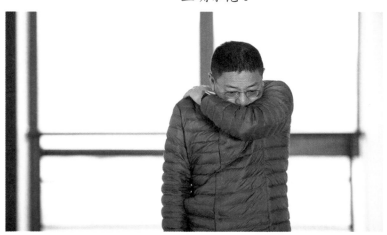

正确示范 2

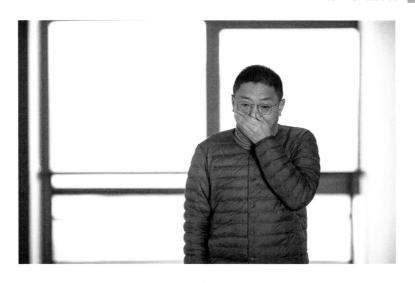

错误示例

三、室内清洁，开窗通风

1. 室内卫生应采用湿式清洁法，避免用扫帚清洁造成扬尘。消毒时应先清洁后消毒，仔细阅读并严格按照消毒剂的使用说明书进行操作。

2. 注意室内通风，每日至少开窗通风两次，每次 15 ~ 30 分钟。冬季开窗时注意保暖，避免着凉。

第四节 健康生活方式

一、安全饮食

1. 不接触和食用野生动物。

2. 处理生食和熟食的切菜板、刀具和存放用具要分开。处理生食和熟食之间要洗手。

3. 食物要煮熟煮透，尤其是肉类、蛋类要彻底煮熟后食用。

4. 日常饮食建议参考《中国居民膳食指南》。

二、增强体质

合理膳食，适量运动，心理平衡，提高免疫力，增强体质。

第四章 常见问题篇

1. 目前有药物能预防新型冠状病毒感染吗？

没有。目前还没有可以预防新型冠状病毒感染的药物，乱吃药物会增加肝脏的负荷。

2. 吃抗生素或抗病毒药物可以预防感染新型冠状病毒吗？

不能。新型冠状病毒的病原体是病毒，而抗生素针对的是细菌。抗病毒药物奥司他韦针对流感病毒有效，对新型冠状病毒无效。

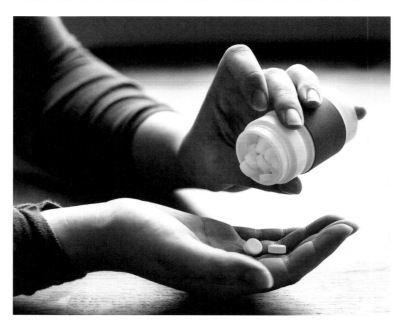

3. 戴多层纱布口罩可以更好地预防新型冠状病毒感染吗？

不能。能够有效预防新型冠状病毒的口罩是医用外科口罩和医用防护口罩，普通的纱布口罩没有防护效果，平时外出时配戴医用外科口罩即可。

4. 室内熏醋可以杀灭新型冠状病毒吗？

不能。熏醋所含醋酸浓度很低，达不到消毒效果。

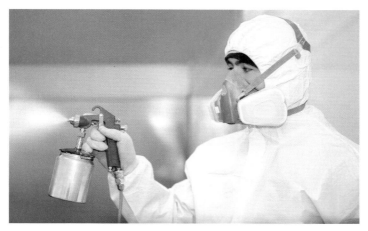

5. 喝酒可以降低病毒感染风险吗?

不能。医用消毒酒精跟平时喝的酒完全不同。冠状病毒对热敏感,56℃加热30分钟可以杀灭病毒。此外,乙醚、75%的乙醇、含氯消毒剂、过氧乙酸和氯仿等脂溶剂均可有效灭活病毒。

6. 盐水漱口可以防病毒吗?

不能。受新型冠状病毒感染的部位是呼吸道,用盐水漱口无法清洁呼吸道,没有保护效果。

7. 抽烟能够预防病毒感染吗?

不能。抽烟不仅不能预防病毒感染,反而会降低身体抵抗力,增加感染概率。

8. 新型冠状病毒感染潜伏期一般是几天?

就目前发现的患者来看,潜伏期一般为3 ~ 7天,最长不超过14天。临床救治中发现,有患者被感染后1天就发病。

9. 普通居民日常防护需要戴护目镜吗?

普通居民暂不需要护目镜。与病人面对面的医务人员需要。

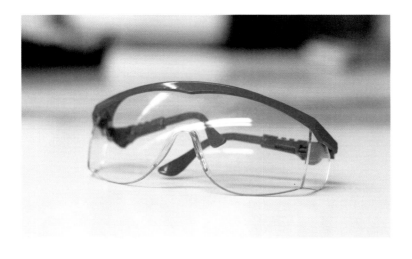

10. 儿童不会被感染吗？

会。已经发现有儿童感染者。虽然目前发现免疫功能低下的老年人等更容易被感染，但并不意味着儿童不会被感染。

11. 出现发烧、咳嗽等症状时，怎么办？

首先确认是否有过相关接触史。如果没有，明确发热过程和症状以及是否有呼吸困难，然后告知周边的定点医院，做好防护后去医院进行检查。

12. 近期接触过武汉的人（或者刚从武汉回来），该怎么办？

如果没有症状，在家自我隔离 14 天。每天早晚各测体温 1 次，并记录在册；若出现发热或者干咳、气促、肌肉酸痛无力等症状，应立即向当地疾病预防控制机构报告，并戴上口罩，等待医务人员到场诊治。

13. 如何居家医学观察？如何消毒比较好？

居家医学观察的密切接触者应相对独立居住，尽可能减少与共同居住人员的接触。集中观察的密切接触者，应保障分室居住。医学观察期间，由指定的医疗卫生机构人员每天早晚各测量一次体温并询问其健康状况，填写密切接触者医学观察记录表。

每天早晚各开窗通风一次，每次半小时以上，也可以使用空气消毒设备。

对于台面、门把手、电话机、开关、热水壶、洗手盆、坐便器等日常可能接触使用的物品表面，每天至少一次用 250 mg/L ～ 500 mg/L 的含氯消毒剂擦拭，然后用清水洗净。

对于地面，最好每天用 250mg/L ～ 500mg/L 的含氯消毒剂进行湿式拖地，拖地后等 30 分钟，再擦干。

日常的织物（如毛巾、衣物、被罩等）用 250mg/L ～ 500mg/L 的含氯消毒剂浸泡 1 小时，或采用煮沸 15 分钟的方式消毒。

对耐热的物品，如餐具、茶具等可煮沸 15 分钟，也可使用电子消毒柜消毒。

咳嗽、吐痰或者打喷嚏时，用纸巾或手肘遮掩口鼻，在接触呼吸道分泌物后应立即洗手。

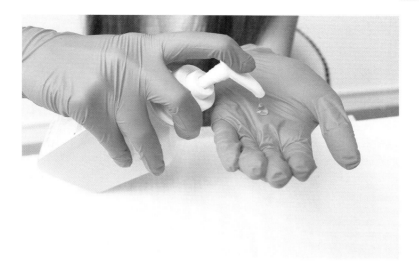

最好使用套有塑料袋并加盖的专用垃圾桶，且每天清理。

隔离期间产生的废弃物，如口罩、纸巾等个人卫生相关物品应丢入专用垃圾桶。清理垃圾桶前，用 500mg/L~1000 mg/L 的含氯消毒剂喷洒或浇洒垃圾至完全湿润，然后扎紧塑料袋口，和其他生活废弃物一起作为生活垃圾处理。必要时按医疗废弃物处置流程，由专用车辆送至指定的场所处置。

14. 新型冠状病毒流行期间还能去游泳池游泳吗？

游泳池内一般没有问题，但是更衣室内环境潮湿，人员密集接触，容易造成感染，建议暂停游泳。

15. 新型冠状病毒流行期间还能锻炼吗？

可以锻炼，室外跑步、室内锻炼都可以。如果是在健身房锻炼，最好戴上口罩。

16. 年长的家人不愿意戴口罩怎么办？

从官方公布的疫情看，目前危重和死亡的感染病人绝大多数为老年人，特别是有基础疾病的。老年人本身抵抗力较弱，一旦感染，症状可能会更重。作为家人，我们应该及时告知，特别叮嘱他们出门戴口罩、勤洗手。

第五章 附录

附录 1 《中华人民共和国传染病防治法》（2013 年 6 月 29 日修订）

附录 2 《突发公共卫生事件应急条例》（2011 年 1 月 8 日修订）

附录 3 《国家突发公共卫生事件应急预案》（2006 年 2 月 26 日）

视频观看

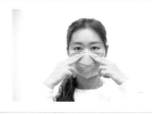

视频 1：
正确佩戴口罩

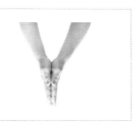

视频 2：
正确洗手

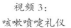
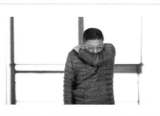

视频 3：
咳嗽喷嚏礼仪

更多健康知
识，请关注浙
江健康教育

图书在版编目（ＣＩＰ）数据

新型冠状病毒感染的肺炎预防手册 / 浙江省疾病预防控制中心编写. -- 杭州 : 浙江教育出版社，2020.1
ISBN 978-7-5536-9976-9

Ⅰ. ①新… Ⅱ. ①浙… Ⅲ. ①日冕形病毒－病毒病－肺炎－预防(卫生)－手册 Ⅳ. ①R563.101-62

中国版本图书馆CIP数据核字(2020)第020372号

项目总统筹 　鲍洪俊

责任编辑 　邱连根　屠凌云　杨泽斐　　美术编辑　韩　波
责任校对 　段　炼　卢　宁　彭　宁　　责任印务　陆　江
　　　　　　石雨佳
封面设计 　徐田宝

新型冠状病毒感染的肺炎预防手册
XINXING GUANZHUANG BINGDU GANRAN DE FEIYAN YUFANG SHOUCE

浙江省疾病预防控制中心 　编写

出版发行　浙江教育出版社
　　　　　（杭州市天目山路40号　邮编：310013）
图文制作　杭州兴邦电子印务有限公司
印刷装订　浙江新华数码印务有限公司
开　　本　787mm×1092 mm　1/16
印　　张　2
字　　数　40 000
版　　次　2020年1月第1版
印　　次　2020年1月第1次印刷
标准书号　ISBN 978-7-5536-9976-9
定　　价　7.50元

如发现印、装质量问题，请与承印厂联系。
联系电话：0571 — 85155604